CONSIDÉRATIONS

SUR LES

GRANULATIONS

CONJONCTIVALES

PAR

Henri ANDRIEU

de Castres (Tarn)

DOCTEUR EN MÉDECINE

Oculus ad vitam nihil facit, ad vitam beatam nihil magis.
BOERHAAVE.

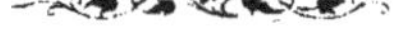

MONTPELLIER

BOEHM & FILS, ÉDITEURS DU MONTPELLIER MÉDICAL

Place de l'Observatoire.

1867

CONSIDÉRATIONS

SUR LES

GRANULATIONS

CONJONCTIVALES

PAR

Henri ANDRIEU

de Castres (Tarn)

DOCTEUR EN MÉDECINE

Oculus ad vitam nihil facit, ad vitam beatam nihil magis.

BOERHAAVE

MONTPELLIER

BOEHM & FILS, ÉDITEURS DU MONTPELLIER MÉDICAL

Place de l'Observatoire.

1867

A LA MÉMOIRE

De mon Oncle, Louis GALIBERT.

A mon Grand-Père, Antoine ANDRIEU.

A MON PÈRE ET A MA MÈRE.

A MON FRÈRE.

H. ANDRIEU

A M. Hippolyte COMBES.

Inspecteur d'Académie, Professeur-Agrégé de la Faculté de médecine de Montpellier, Ancien Professeur d'Hygiène à l'École de médecine de Toulouse, Chevalier de la Légion d'Honneur, etc.

A M. Vital CONTIÉ.

A MES MAÎTRES.

A MES PARENTS.

A mes Amis.

H. ANDRIEU.

INTRODUCTION

Le sujet que nous traitons est encore controversé. Nous n'aurions peut-être pas osé nous y arrêter, si des considérations personnelles n'avaient déterminé notre choix.

Pendant la durée de notre internat à l'Asile d'aliénés de Toulouse, nous avons eu l'occasion d'observer quelques cas de *Conjonctivite granuleuse*. Le traitement par les cautérisations au nitrate d'argent et les douches d'eau froide ont toujours produit, sous nos yeux, les meilleurs résultats, ainsi que le montrent les observations que nous faisons valoir.

Notre intention n'est certainement pas d'éclairer une question dont on cherche encore la solution. Fournir les résultats de nos observations : faire con-

2

naître, après avoir consulté les auteurs les plus autorisés, les opinions logiquement admissibles, tel est notre but.

Si, dans le courant de notre travail, notre inexpérience nous a fait sortir de la bonne voie, nous attendons de l'indulgence de nos Juges et de leurs savantes critiques le moyen de rectifier nos erreurs.

Parvenir à la connaissance approfondie d'un sujet aussi complexe n'est possible qu'après un grand nombre de faits observés. Nous ne devons donc pas désespérer de l'avenir, car la question qui fait l'objet de notre travail sera élucidée, comme tant d'autres qu'on n'avait pu résoudre autrefois, et dont la connaissance est aujourd'hui hors de doute.

CONSIDÉRATIONS

SUR LES

GRANULATIONS CONJONCTIVALES

HISTORIQUE.

La fréquence des granulations conjonctivales et des accidents dont elles sont l'origine pourrait faire supposer que les anciens avaient depuis longtemps fixé leur attention sur ce sujet. Nous en trouvons cependant à peine une simple mention dans leurs écrits. Les ouvrages d'Hippocrate, de Celse, de Galien, de Rhazès, etc., nous en disent à peine quelques mots. Les courtes descriptions qu'ils nous en ont données montrent clairement qu'ils ignoraient encore, et l'origine de cet état de la conjonctive, et les conséquences qu'il peut amener. Ces idées, encore confuses, furent pendant longtemps celles qui eurent cours dans la science, la plupart des auteurs se bornant à reproduire ce que les premiers avaient avancé. Le *Traité des maladies des yeux* de Crassus, qui parut en 1500 à Venise, renferme un article très-succinct sur les granulations palpébrales. Ce praticien s'en tient à la méthode préconisée par Hippocrate. Depuis lors jusqu'au XIXe siècle, les auteurs qui ont écrit sur les maladies des yeux se contentent de reproduire les assertions de leurs devanciers. A cette époque, les granulations conjonctivales sont étudiées d'une façon plus approfondie : Scarpa, en 1816, décrit avec soin les inégalités de la conjonctive, tandis qu'il faisait des recherches sur les maladies qu'il appelle *ophthalmie chaude* et *ophthalmie froide*.

Quatorze ans plus tard, Lawrence, décrivant l'ophthalmie catarrhale des paupières, parle plus explicitement encore de l'affection qui fait le sujet de notre étude. Cet auteur a remarqué la rougeur, la tuméfaction et les villosités de la conjonctive palpébrale. Ces villosités ne sont évidemment que des granulations [1].

M. Velpeau fit, en 1840, une description spéciale des granulations conjonctivales, dans ses Leçons orales et dans le Dictionnaire en 30 volumes.

La conjonctivite granuleuse, depuis lors étudiée avec beaucoup plus de soin, occupe le rang important

[1] Traité pratique des maladies des yeux, traduit de l'anglais par G.-M. Billard. Paris, 1830.

qu'elle mérite dans le cadre des affections oculaires. En parcourant toutefois les principaux ouvrages d'ophthalmologie qui traitent des *granulations*, on ne tarde pas à reconnaître que ce nom a été donné à des altérations diverses de la muqueuse oculaire. Nous croyons donc utile, dès le commencement de notre travail, de préciser en peu de mots quelles sont les altérations qui ont été considérées comme étant des granulations, et de mentionner celles qui, méritant d'être ainsi appelées, doivent spécialement occuper notre attention.

On donne le nom de granulations conjonctivales à de petites tumeurs ressemblant aux bourgeons charnus, aux granulations des plaies suppurantes, tumeurs qui se développent sur la conjonctive, et plus particulièrement sur sa portion palpébrale. Les granulations conjonctivales naissent presque toujours pendant le cours de l'ophthalmie purulente ou de l'ophthalmie catarrhale de longue durée. On les voit souvent persister et continuer à se développer après la disparition de la conjonctivite. Elles forment alors un état pathologique particulier, une maladie distincte qui a ses caractères propres. Les accidents que cette maladie entraîne nécessitent de la part du médecin une intervention active et persistante.

Pour rendre cette étude à la fois plus simple et plus facile, il ne sera pas inutile de rappeler ici d'une façon sommaire la structure anatomique normale de la muqueuse oculo-palpébrale.

ANATOMIE NORMALE DE LA CONJONCTIVE.

La muqueuse conjonctivale présente à considérer deux faces : l'une profonde ou adhérente, l'autre superficielle ou libre. Cette dernière, humectée par le fluide lacrymal et par le produit que sécrète la muqueuse elle-même, offre de petites inégalités visibles surtout à la loupe ; ce sont des papilles qui existent en grand nombre au niveau des cartilages tarses et disparaissent complètement au-delà des points où la muqueuse se réfléchit pour former les culs-de-sac. La face profonde ou adhérente est unie d'une manière intime à la face postérieure des paupières ; elle est séparée de la sclérotique par un tissu cellulaire lâche, qui devient facilement le siége des accumulations séreuses ou sanguines. Elle adhère enfin très-fortement autour de la cornée ; cette partie de l'œil n'est recouverte que par la couche épithéliale.

Considérée au point de vue de sa structure anatomique, la conjonctive est constituée par un épithélium au-dessous duquel se trouve immédiatement une partie plus solide désignée par Krause sous le nom de *corps papillaire*. Dans la portion palpébrale de la conjonctive, l'épithélium est cylindrique. Vers le cul-de-sac on trouve de l'épithélium de transition qui, se transformant bientôt en véritable épithélium pavimenteux, recouvre la portion scléroticale de la muqueuse oculaire et se prolonge même sur la cornée.

La couche placée au-dessous de l'épithélium, ou *corps papillaire*, est formée d'une lame uniforme de tissu cellulaire solide, qui peu à peu se confond profondément avec le tissu cellulaire sous-conjonctival. Au niveau de la sclérotique, le *corps papillaire* s'amincit d'une manière notable, et au-delà du bord de la cornée il ne reste qu'une couche tout à fait mince de tissu cellulaire, qui se perd sous la substance même de la cornée.

Le derme de la conjonctive est non-seulement plus épais dans sa partie palpébrale, mais cette région est encore pourvue de papilles. Celles-ci sont formées d'un tissu cellulaire à noyaux assez solides et renfermant des anses de vaisseaux sanguins. A peine visibles au voisinage des cils, ces organes deviennent plus saillants au niveau du cartilage tarse ; leur relief est moins prononcé au niveau des culs-de-sac conjonctivaux, mais leur base est plus large. Chacune des papilles est formée par une anse vasculaire qui, soulevant une portion du stroma, est recouverte d'une couche épithéliale. Il n'est pas démontré qu'elles contiennent des vaisseaux lymphatiques et des nerfs.

A la conjonctive appartiennent deux espèces de glandes : les unes, découvertes par Krause en 1842, sont les *glandes en acinus*. On les trouve principalement dans le cul-de-sac supérieur, et elles s'étendent horizontalement de l'extrémité interne de la glande lacrymale vers le grand angle de l'œil; leur nombre est de 12 à 18. Le cul-de-sac inférieur n'en contient que quelques-unes (de 2 à 6). Leur diamètre varie en général de 7 à 14 millimètres; elles présentent un conduit excréteur se divisant, à l'intérieur de la glande, en branches fines s'unissant aux acini; ceux-ci sont de petites vésicules formées d'une membrane amorphe, tapissée à l'intérieur de cellules épithéliales pavimenteuses polygonales. Ces glandes, que M. Sappey a décrites sous le nom de *glandes sous-conjonctivales*, paraissent sécréter un liquide analogue à celui de la glande lacrymale.

Les glandes de la seconde espèce sont des follicules très-petits, globulaires ou allongés, clos de toutes parts. On les trouve immédiatement au-dessous de la surface de la muqueuse, au niveau du repli conjonctival ou de la région rétro-tarsienne, au niveau du grand angle et du repli semi-lunaire. Il en existe très-rarement sur la conjonctive bulbaire. Ces follicules sont formés d'une membrane amorphe très-mince, à travers laquelle pénètre dans leur intérieur un réseau de capillaires fins. Les glandes vésiculeuses (lymphatiques de Krause) contiennent un liquide rempli de cellules et de granules. Comme il n'existe pas de conduit excréteur, il est probable que ce liquide arrive à la surface de la conjonctive par la rupture de la partie superficielle du follicule, ou par une transsudation à travers ses parois.

D'après quelques chirurgiens, les follicules dont nous parlons jouent un grand rôle dans l'ophthalmie granuleuse ; nous aurons bientôt à revenir sur ce point, à propos de ce que l'on a décrit sous le nom de granulations vésiculeuses.

La conjonctive est pourvue de vaisseaux sanguins, de vaisseaux lymphatiques et de nerfs. Les vaisseaux sanguins sont très-nombreux, les capillaires forment un réseau irrégulier d'où partent des anses recourbées qui se rendent à la surface libre de la membrane et dans les papilles. Les artères de la portion palpébrale de la conjonctive proviennent des rameaux de terminaison de l'artère ophthalmique. Celles de la portion bulbaire sont fournies par les artères ciliaires, qui proviennent elles-mêmes de l'artère ophthalmique, soit directement, soit par l'intermédiaire de l'artère lacrymale.

Les veines se jettent dans les veines palpébrales supérieure et inférieure; le plus souvent, elles donnent naissance à la veine ophthalmique supérieure, qui aboutit au sinus caverneux et communique avec les veines du crâne; et à la veine ophthalmique inférieure, qui s'anastomose avec la branche profonde de la veine faciale antérieure et avec d'autres veines de la face.

Les vaisseaux lymphatiques sont beaucoup plus nombreux sur la portion bulbaire de la conjonctive que sur tous les autres points. Au bord de la cornée, ces vaisseaux forment un réseau à mailles serrées et dont les ramifications sont très-fines. Ce réseau se termine sur ce point par des anses très-peu recourbées, pour fournir le *cercle lymphatique* de Teichmann. On trouve à la périphérie de ce cercle un vaisseau lymphatique un peu plus considérable, entourant le bord de la cornée, et duquel rayonnent un grand nombre de vaisseaux lymphatiques. Ceux-ci se réunissent en branches plus volumineuses qui se dirigent vers les angles interne et externe de l'œil, et aboutissent enfin aux ganglions sous-maxillaires superficiels.

Les nerfs de la conjonctive sont très-multipliés : ils sont fournis par le nasal externe, le frontal, le lacrymal, la branche ophthalmique de Willis (5e paire). D'après Krause, les fibrilles nerveuses qui se ramifient dans la conjonctive ne se terminent jamais en anse et ne se perdent pas librement dans le tissu ; au contraire, elles finissent par un petit renflement (corpuscules terminaux claviformes de Krause). Ces organes particuliers, placés superficiellement sous la couche épithéliale et ayant une forme à peu près globuleuse, se composent d'une enveloppe fine de tissu cellulaire et d'un contenu granulé, de consistance molle, semi-liquide. A chacun de ces corpuscules aboutissent une ou deux fibrilles, qui se divisent dans son intérieur en deux ou trois branches très-fines, qui se terminent, après un trajet tortueux, par de petits renflements en forme de massue.

PREMIÈRE PARTIE

Des différentes lésions de la conjonctive qui ont été décrites sous le nom de granulations.

Au point de vue pratique, il est de la plus haute importance d'indiquer avec soin l'altération qui constitue les granulations conjonctivales. Il est aussi indispensable de bien connaître l'anatomie de ces granulations, afin de ne pas les confondre avec d'autres lésions qui sont loin d'offrir les mêmes caractères, au point de vue surtout de la curabilité. C'est dans les ouvrages de date récente que nous trouvons les éléments propres à jeter quelques lumières sur cette importante question. M. Wecker est l'un des auteurs qui ont le plus contribué à dissiper la confusion et le vague qui régnaient sur ce sujet. Les recherches d'anatomie pathologique auxquelles s'est livré ce savant praticien, lui ont permis d'établir d'une manière nette et précise ce que l'on doit entendre par granulations.

Plusieurs ophthalmologistes, entre autres M. Stellwag et M. Thiry, considèrent comme des granulations les papilles gonflées ou hypertrophiées par le fait d'une inflammation aiguë ou chronique de la conjonctive.

Cet état d'hypertrophie des papilles, qui est surtout prononcé dans la conjonctivite purulente et dans la conjonctivite diphthéritique, est presque toujours facile à reconnaître. On trouve à la surface de la conjonctive, surtout dans sa portion palpébrable, des tubercules de $0^{mm},5$ à $1^{mm},5$ de hauteur, aplatis latéralement dans les points où ils se correspondent. Leur base, large et non pédiculée, se confond sensiblement avec le tissu sous-jacent. Ces papilles ont ordinairement leur plus grand développement vers les angles de l'œil; elles ont dans ce point quelque analogie avec les granulations qui recouvrent les plaies suppurantes. Elles sont disposées en rangées régulières, séparées par des fissures profondes, bien visibles lorsque l'on renverse les paupières. Leur couleur, d'un rouge vif dans la plupart des cas, est légèrement brunâtre chez les sujets scorbutiques. A la longue, cette coloration perd de son éclat, et elle devient brune ou grisâtre à la suite de l'épaississement de la couche épithéliale.

D'après M. Wecker [1], si l'on examine au micros-

[1] Traité théorique et pratique des maladies des yeux, tom. I, pag. 100. Paris, 1864.

cope les papilles hypertrophiées, on trouve une couche plus ou moins épaisse d'épithélium, dont les cellules les plus profondes sont cylindriques et contiennent un noyau ovale reposant au sein d'une masse granuleuse. Au-dessous de cette couche épithéliale existe une masse intercellulaire plus ou moins granuleuse. Celle-ci entoure une masse de vaisseaux qui, en se ramifiant, produisent un réseau assez épais vers la base de la papille, qui offre des couches de fibres-cellules entremélées de beaucoup de noyaux et de cellules de nouvelle formation. L'hypertrophie de la papille est due non-seulement à une exsudation séreuse, mais probablement aussi à une hyperplasie du tissu cellulaire qui entoure les vaisseaux de la papille. Il est important de remarquer que, dans l'hypertrophie des papilles, il n'y a pas production d'éléments nouveaux, il y a simplement altération d'un élément préexistant de la conjonctive.

Tels sont en quelques mots les caractères propres à l'hypertrophie papillaire; savoir la reconnaître et la distinguer de l'état granuleux véritable, est un point très-important en pratique, puisque le pronostic et les chances de guérison sont bien différents dans les deux cas. Lorsqu'il y a hypertrophie simple des papilles sans complication de granulations, le pronostic, en général, n'est pas grave, et on peut espérer le retour de la muqueuse à l'état sain après un traitement de peu de durée. Lorsque la conjonctive est, au contraire, le siége de granulations véritables, nous verrons plus tard que le pronostic est beaucoup plus grave.

D'après plusieurs ophthalmologistes, les granulations vésiculeuses sont un état particulier de la conjonctive caractérisé par l'hypertrophie des follicules muqueux qui existent normalement dans cette membrane. A l'état physiologique, les follicules de la muqueuse oculaire sont très-petits, et il est difficile de les apercevoir ; mais lorsqu'ils subissent l'action d'une cause irritante, on les voit augmenter de volume et s'accuser par un relief assez prononcé. Elles se présentent sous la forme de vésicules d'abord très-petites, et qui acquièrent peu à peu le volume d'un grain de millet ; leurs parois sont minces, semi-transparentes ; si on les déchire, le liquide qu'elles contiennent s'écoule et la petite tumeur s'affaisse.

Les granulations vésiculeuses sont disposées en une ou plusieurs rangées ou séries linéaires, visibles surtout vers les angles internes de l'œil, dans le cul-de-sac inférieur ou en haut près de la caroncule lacrymale. Il est très-rare de les rencontrer sur la conjonctive du tarse et sur la conjonctive bulbaire. Les vésicules sont séparées par des sillons dans lesquels on aperçoit des vaisseaux hypertrophiés qui fournissent à chacune d'elles des ramifications très-déliées.

En résumé, les granulations dites vésiculeuses sont constituées par l'hypertrophie des follicules normaux de la conjonctive; il n'y a nullement formation d'éléments nouveaux, et c'est ce qui les distingue des véritables granulations.

Les granulations proprement dites, que beaucoup d'auteurs appellent *granulations charnues*, pour les distinguer des précédentes, se présentent au début sous l'aspect de petites saillies arrondies, placées les unes auprès des autres à des distances plus ou moins rapprochées. Elles sont rouges et proéminent au-dessus de la conjonctive, à laquelle elles donnent un aspect velouté. Leur nombre et leur volume varient sur les différents points de la muqueuse. C'est presque toujours à la paupière supérieure qu'elles sont le plus confluentes et le plus graves; elles deviennent plus rares et plus petites à mesure qu'on se rapproche du bord libre de la paupière, et puis disparaissent brusquement à 2 millimètres en arrière du bord adhérent du tarse. Sur la paupière inférieure, où on les rencontre moins souvent, elles sont d'autant plus développées et d'autant plus nombreuses qu'on les observe près du bord libre. Sur les deux paupières, les granulations sont d'autant plus grosses et d'autant plus confluentes que l'on se rapproche de leur partie externe, tout près du sac conjonctival.

Parvenues à un degré plus avancé de développement, les granulations offrent assez exactement dans eur ensemble l'aspect d'une framboise. Le volume de certaines peut arriver jusqu'à la grosseur d'un grain de chènevis. Pressées les unes contre les autres, elles perdent la forme arrondie qu'elles avaient au début; leur partie libre devient rugueuse et inégale, et les faces qui se correspondent s'appliquent les unes sur les autres. Si on examine ces granulations à la loupe, elles se présentent alors sous la forme d'éminences très-mamelonnées, avec des saillies et des arêtes très-vives. Ces éminences sont séparées par des sillons profonds qui se croisent dans tous les sens. On voit dans chaque sillon une strie purulente, jaune grisâtre, sur laquelle tranche le sommet écarlate de la granulation. Si l'on presse sur la surface granulée, on voit presque aussitôt une strie de sang venir remplacer la strie de matière purulente.

A une époque encore plus avancée de leur évolution, les granulations augmentent de volume; bientôt elles s'arrondissent à leur sommet, et les sillons qui les séparent s'élargissent et semblent même s'effacer. L'augmentation de volume des granulations se fait surtout par la base, qui s'élargit et pénètre jusque dané la profondeur du tissu muqueux, entièrement modifis dans sa structure. La muqueuse finit par constituer une masse dure, dont la surface est entrecoupée par des sillons superficiels des plus irréguliers. Les granulations elles-mêmes deviennent dures, et offrent la même résistance que le tissu fibreux.

Quelle est la structure anatomique et la nature des granulations conjonctivales? Diverses opinions ont été émises à ce sujet. Les uns les ont considérées comme de véritables bourgeons charnus; mais cette manière de voir n'est nullement fondée, puisque les bourgeons charnus ne se forment qu'à la surface des plaies suppurantes, tandis que la conjonctivite granuleuse peut exister sans suppuration, et, dans tous les cas, il n'existe pas de perte de substance de la conjonctive. Les autres ont considéré les granulations comme constituées par l'hypertrophie des papilles de la conjonctive; nous avons déjà vu que cette explication ne pouvait être acceptée. Il en est de même de celle qui veut que les granulations soient dues à une hypertrophie des follicules muqueux de la conjonctive, les granulations vésiculeuses n'étant que le premier degré des granulations véritables. Ce qui a pu en imposer au médecin, c'est que l'on trouve souvent et simultanément des granulations vésiculeuses et des granulations véritables sur la conjonctive. Mais ces deux altérations sont bien distinctes, et l'anatomie pathologique montre que leur structure est tout à fait différente. L'opinion qui nous semble la mieux fondée est celle qui considère les granulations comme des produits de nouvelle formation. Mais tous les auteurs ne sont pas d'accord sur la nature de cette production pathologique. Ainsi, MM. Van Roosbroeck, Desmarres, etc., pensent que les granulations sont constituées par une exsudation de plasma ou de matière fibrineuse qui s'épanche et s'organise entre la surface de la conjonctive et la couche épithéliale. M. Thiry soutient que ce sont des productions spéciales hétéromorphes, analogues aux granulations qui se développent sur le col de l'utérus et dans le canal de l'urètre ; elles seraient produites, d'après lui, par une cause spéciale, le *virus granuleux.*

M. Wecker attribue la formation des granulations, non pas à l'organisation d'un exsudat plastique au-dessous de l'épithélium, mais il croit que le néoplasme qui constitue les granulations est dû à une *repullulation* et à une division des noyaux de cellules du tissu cellulaire qui composent la conjonctive. Cet auteur a suivi d'une manière fort exacte les changements anatomiques qui s'opèrent graduellement dans la conjonctive sur les points où se développent les granulations. En examinant au microscope les élévations conjonctivales au moment où elles commencent à se former, il a reconnu qu'elles sont composées d'une masse de noyaux, souvent tellement serrés les uns contre les autres, qu'il est presque impossible de distinguer une substance intercellulaire. Dans d'autres cas cette substance est plus abondante, et on voit çà et là des fibres de tissu cellulaire et des fibres-cellules. En examinant les granulations à une période plus avancée, il a trouvé la ubstance intercellulaire plus abondante; elle forme alors une masse semi-transparente, gélatineuse et légèrement grumeuse. Le nombre des noyaux diminue de plus en plus, et après quelque temps on n'en rencontre que très-peu avec des fibres-cellules et des fibres de tissu cellulaire dispersées; la granulation même est formée par une masse grumeuse semi-transparente, qui n'offre pas d'éléments cellulaires distincts. Plus tard la masse gélatineuse disparaît insensiblement et se transforme en un tissu dense, fibrillaire, analogue au tissu cellulaire de nouvelle formation, avec tendance à une contraction très-prononcée; ce tissu, en se rétractant de plus en plus, tend encore à détruire le reste de tissu conjonctival, en oblitérant les vaisseaux sanguins. Peu à peu la masse gélatineuse disparaît, en faisant place à un tissu dense, fibreux, qui se retire de plus en plus et donne naissance à un tissu cicatriciel très-ferme [1].

Il est bien difficile de se prononcer au milieu de ces opinions divergentes; cependant la dernière nous paraît la plus fondée, parce qu'elle a pour base l'observation exacte des modifications anatomiques qui se succèdent dans la granulation, depuis le moment où elle apparaît sur la conjonctive, jusqu'à celui de son complet développement.

[1] Ouvrage cité, pag. 103 et suiv.

SECONDE PARTIE

Des granulations proprement dites.

I. Symptomatologie.

Les symptômes qui accompagnent les granulations de la conjonctive sont très-variables sous le rapport de leur intensité. Tantôt ils se présentent avec les caractères d'une acuité extrême, tantôt ils sont peu marqués ou presque nuls, le malade n'éprouve en quelque sorte aucun trouble, et il faut qu'il survienne quelque complication pour fixer l'attention du médecin sur ce sujet. De là, la distinction admise par certains auteurs, qui ont classé les granulations en *granulations aiguës et granulations chroniques.*

1o *Granulations aiguës.* — Dans l'état aigu, la muqueuse est boursoufflée, inégale, d'une couleur rouge amaranthe sombre, d'un brillant caractéristique. Les vaisseaux sous-conjonctivaux sont injectés et forment un réseau assez serré, s'irradiant vers la cornée, qui est elle-même gonflée et vascularisée. En renversant la paupière supérieure, on découvre les granulations. Pour pratiquer cette manœuvre, on applique la pulpe de l'index sur la face cutanée de la paupière, et la pulpe du pouce sur son bord libre; on ordonne alors au malade de regarder fortement en bas. Le chirurgien doit, pendant ce temps-là, attirer le bord libre de la paupière en avant, et refouler sa partie supérieure de haut en bas et d'avant en arrière. En agissant ainsi, la paupière se renverse de bas en haut. Sa face muqueuse est tournée en avant, sa face cutanée en arrière, et son bord libre en haut. Quand ce renversement est opéré, il est facile de voir à quelques millimètres du bord libre un certain nombre de petites taches blanchâtres, non vascularisées et séparées les unes des autres par des papilles notablement tuméfiées. Ces taches deviennent bientôt plus saillantes, et présentent tous les caractères des véritables granulations.

Dans les premiers temps, la sécrétion de la muqueuse oculaire n'est pas très-abondante, il y a plutôt hypersécrétion de larmes que de mucosités ; mais à mesure que l'inflammation augmente, l'écoulement devient muqueux, muco-purulent et même purulent, et d'une grande abondance. Quelquefois il est troublé par des stries sanguinolentes. Le tissu cellulaire sous-muqueux est souvent alors tuméfié, et le gonflement s'étend jusqu'aux tissus voisins ; de là, œdème des paupières, œdème qui est quelquefois très-prononcé.

Des troubles fonctionnels locaux ou généraux, plus

ou moins prononcés, existent toujours avec ces modifications physiques de la conjonctive. Le malade est tourmenté de douleurs ciliaires vives ; il supporte difficilement la lumière ; la photophobie est surtout très-prononcée quand la cornée est affectée. Souvent la douleur s'irradie dans les parties voisines : il y a alors des pesanteurs de tête, de la céphalalgie ; le sommeil est pénible, quelquefois nul. L'état général peut ne pas être altéré ; cependant, pour peu que la maladie soit intense, on constate généralement certains phénomènes généraux : il y a un mouvement fébrile plus ou moins prononcé, de l'agitation, de la soif, de l'inappétence, de la constipation, etc.

Les granulations aiguës et les phénomènes d'inflammation qui les accompagnent, peuvent durer plusieurs semaines. Au bout de ce temps, s'il n'est survenu aucune des complications dont nous parlerons bientôt, l'inflammation de la conjonctive diminue peu à peu, la sécrétion de matières purulentes se modifie, et les granulations disparaissent quelquefois à mesure que la résolution se produit. Mais le plus souvent, surtout lorsque les granulations sont très-abondantes, on les voit persister après la phlogose conjonctivale et passer à l'état chronique.

2° *Granulations chroniques.* — Lorsque la conjonctivite granuleuse se présente sous la forme chronique, les symptômes phlegmasiques n'existent qu'à un faible degré et sont loin d'être en rapport avec la formation néoplastique ; quelquefois même les granulations se sont développées sans que le malade ait eu conscience du changement morbide qui s'est opéré dans sa muqueuse.

Les sujets atteints de granulations chroniques ont un aspect particulier : les paupières sont un peu épaisses et le bord en est rouge ; la paupière supérieure, tuméfiée, descend souvent jusqu'au milieu de la cornée. Le malade ressemble à une personne endormie ; s'il veut regarder devant lui, il est souvent obligé de renverser la tête en arrière. En examinant la conjonctive avec soin, on peut alors découvrir à sa surface de petites élévations d'un blanc grisâtre, qui commencent à 2 ou 3 millimètres du bord libre de la paupière, pour s'étendre de là sur la conjonctive du cul-de-sac. Vers les angles de l'œil, à la partie supérieure et inférieure du tarse, les granulations offrent un volume plus considérable, parce que la pression des paupières ne met pas obstacle à leur développement. La cornée devient souvent nébuleuse dans sa moitié supérieure, tandis que l'autre moitié conserve à peu près ses caractères normaux. On a attribué la vascularisation de la cornée aux frottements qu'exercent sur cette membrane les granulations de la paupière supérieure ; mais cette explication est trop absolue, car il peut exister des granulations volumineuses et anciennes sur la paupière supérieure, sans que la cornée soit attaquée. Il est plus rationnel d'admettre que cette cause n'est pas la seule et que l'hyperémie, en se propageant de la conjonctive palpébrale à la conjonctive bulbaire, contribue aussi à produire les changements qui surviennent du côté de la cornée.

La conjonctive sécrète du mucus en quantité plus ou moins abondante; ce liquide épais adhère aux cils, les colle et rend l'écartement des paupières difficile, le matin surtout après le sommeil. Cette sécrétion conjonctivale, sous l'influence de causes variables, augmente de quantité et prend tous les caractères de la purulence. On voit alors survenir pendant quelque temps tous les symptômes qui accompagnent les granulations aiguës. Ces recrudescences sont dues à l'état d'excitabilité dans lequel se trouvent les yeux du sujet atteint de granulations. Ces organes deviennent très-sensibles à l'action d'une lumière vive, aux vapeurs et aux poussières irritantes, à l'air vicié; les travaux qui exigent la fixation prolongée des yeux sont difficilement supportés et causent même de vives souffrances. Dans les cas de granulations chroniques, la photophobie est ordinairement peu marquée; ce symptôme n'apparaît que lorsqu'il se produit des accidents inflammatoires aigus ou quelque altération de la cornée.

Les granulations chroniques ont une marche lente et de longue durée; on observe pendant leur cours des alternatives assez fréquentes de rémission et de recrudescence. Le malade semble souvent en voie de guérison, les symptômes de l'ophthalmie sont prononcés, lorsque tout à coup la scène change et la maladie prend tous les caractères de l'acuité.

Il est rare que les granulations chroniques se terminent spontanément par résolution ; si on les abandonne à elles-mêmes, elles deviennent presque toujours le point de départ de lésions diverses qui, plus d'une fois, compromettent sérieusement l'organe de la vision. Nous allons passer en revue les principaux accidents auxquels sont exposés les sujets atteints de granulations de la conjonctive; leur description complète nous entraînerait bien loin, nous devons donc nous borner à les signaler, en indiquant leurs caractères principaux.

Accidents consécutifs aux granulations conjonctivales. — Ces accidents sont : l'inflammation de la conjonctive bulbaire, l'apparition soudaine du phénomène de l'ophthalmie purulente, l'épiphora, la kératite et ses conséquences (épaississements, ulcérations, perforations, opacité de la cornée), l'ectropion, l'entropion, le trichiasis, la dacryablennorrhée, etc.

On comprend facilement que le contact et le frottement continu des granulations palpébrales sur une membrane si facilement irritable que la conjonctive oculaire, puissent déterminer sur celle-ci une vive inflammation. La susceptibilité de la conjonctive est même encore plus grande par l'extension de proche en proche de l'inflammation de sa portion palpébrable à sa portion bulbaire. Les modifications que produisent ces deux causes dans la vitalité de la conjonctive, rendent cette membrane tres-impressionnable, ce qui fait que la moindre des causes peut amener le développement de phénomènes inflammatoires très-violents. On ne doit donc pas s'étonner de l'apparition des conjonctivites graves, chez les sujets atteints de granulations chroniques.

Dès que cet accident se produit, la muqueuse s'injecte et se boursouffle, les paupières se tuméfient, il y a une douleur vive. La sécrétion ne tarde pas à changer en même temps de nature : ce ne sont plus des mucosités plus ou moins épaisses qui baignent la surface de l'œil, la sécrétion muqueuse se transforme peu à peu en muco-pus et en pus ; il y a formation d'une grande quantité de liquide épais, jaune ou jaune-verdâtre, qui se ramasse sous les paupières ou s'écoule sur la peau de la joue, qu'elle irrite.

L'ophthalmie purulente a quelquefois une influence heureuse sur la guérison des granulations, car il peut arriver que, par le fait de l'inflammation dont la conjonctive est le siége, les granulations diminuent de volume et finissent même par disparaître avec les phénomènes de phlogose. Malheureusement il n'en est pas toujours ainsi ; car les granulations persistent souvent après la cessation des phénomènes inflammatoires, ou bien la phlegmasie de la conjonctive s'étend aux membranes profondes de l'œil et détermine des affections graves de l'iris, de la choroïde et de la rétine.

L'épiphora, qui est si commun dans le cours de la conjonctivite granuleuse, n'est pas dû à l'hypersécrétion des larmes, il reconnaît pour cause le défaut d'absorption du fluide lacrymal. Son mécanisme est assez facile à expliquer, si on tient compte des modifications qu'éprouvent les points et les conduits lacrymaux aux diverses phases de la conjonctivite granuleuse. La muqueuse palpébrale se continue sans ligne de démarcation avec celle des points et des conduits lacrymaux; lorsque la première est enflammée, presque toujours la tuméfaction s'étend aux conduits lacrymaux, d'où la diminution de leur calibre et quelquefois leur oblitération complète. On conçoit dès-lors que les larmes versées à la surface de l'œil s'écoulent sur la joue, au lieu de passer par les voies normales. Mais cette cause n'est pas la seule. Le développement des granulations à la surface interne de la paupière augmente son épaisseur, et par conséquent, à chaque clignement, les granulations se trouvent comprimées entre le bulbe et le cartilage tarse, par suite de la contraction du muscle orbiculaire. La compression s'exerce aussi sur le conduit lacrymal, dont le calibre est rétréci, ce qui constitue un nouvel obstacle à la sécrétion des larmes et par suite une nouvelle cause d'épiphora. Enfin, dans le cas où les granulations chroniques produisent le renversement de la paupière inférieure, l'ectropion, le point lacrymal change nécessairement de position et n'est plus aussi favorablement disposé pour l'absorption des larmes ; en outre, la gouttière qui les reçoit et les conduit vers l'angle interne de l'œil se trouve diminuée dans sa profondeur, et doit nécessairement favoriser leur écoulement au-devant de la paupière.

Le frottement continuel qu'exercent sur le globe de l'œil les granulations qui tapissent la face interne des paupières, l'état de phlogose dans lequel se trouve alors la conjonctive, sont souvent le point de départ d'altérations de la cornée. Cette membrane devient le siége d'un afflux sanguin anormal. Une inflammation lente se développe, et, sous son influence, une matière plastique s'épanche entre les lames de la cornée, s'organise, et des vaisseaux de nouvelle formation apparaissent dans son tissu. La kératite superficielle ou panniforme est l'altération qui vient le plus communément à la suite des granulations. On voit alors la couche épithéliale de la cornée devenir inégale, surtout vers le limbe conjonctival ; la cornée se ternit légèrement et ressemble à un verre dépoli, des vaisseaux en nombre variable y serpentent de la périphérie vers le centre. Lorsque le pannus se développe lentement, comme dans le cas de granulations chroniques, le malade n'accuse pas généralement de la photophobie, ni les douleurs ciliaires qui accompagnent le pannus aigu. Si la maladie persiste quelque temps, l'opacité de la cornée devient plus prononcée et met plus ou moins obstacle au passage des rayons lumineux.

Le pannus qui accompagne les granulations chroniques peut occuper toute la surface de la cornée, mais il est le plus souvent partiel et borné à sa partie supérieure. On a diversement expliqué cette disposition particulière : pour quelques auteurs, elle est due au frottement déterminé par les granulations ou leurs cicatrices pendant les mouvements de la paupière supérieure ; d'autres les attribuent au contact prolongé, à la surface du bulbe, de la conjonctive granuleuse et enflammée. Ces derniers appuient leur opinion sur cette circonstance que, même lorsque les paupières sont largement ouvertes, la supérieure recouvre toujours la région correspondante de la cornée. On peut pourtant avancer ce fait, admis par tous les auteurs, c'est que chez les granuleux le pannus siége principalement à la partie supérieure de la cornée, ou débute au moins par cette région. Il est à peine nécessaire d'ajouter que la fonction de la vision est plus ou moins troublée par la présence du pannus, et ce trouble peut même aller jusqu'à l'abolition complète. Lorsque toute la cornée est intéressée et que la maladie dure longtemps, les lames de la cornée s'épaississent et deviennent aussi opaques que celles de la sclérotique.

On observe quelquefois, et surtout sur les points où s'exerce le frottement des granulations, de petites ulcérations superficielles produites par la disparition de la couche épithéliale. Ces ulcérations, dites *à facettes*, peuvent exister sans opacité manifeste; on ne les aperçoit qu'en faisant miroiter la cornée. Elles sont quelquefois le point de départ de kératites interstitielles et profondes, très-graves par leurs conséquences.

Les ulcérations de la cornée ne sont pas toujours aussi superficielles et aussi limitées; on les voit souvent, dans les cas de kératite chronique, gagner en profondeur et détruire successivement les lames de la cornée, ou bien s'agrandir et occuper enfin une grande étendue. Lorsque les ulcérations sont petites et déterminent la perforation de la cornée, les conséquences varient avec le siége de la perforation. Si celle-ci occupe le bord de la cornée, il pourra se former un staphylôme par hernie de l'iris, staphylôme partiel, laissant intactes ou presque intactes les autres parties de la cornée et la chambre antérieure. Si au contraire l'ulcération est centrale, on aura à craindre l'adhérence du bord pupillaire avec la cornée, une synéchie antérieure avec rétrécissement ou *atrésie* de la pupille. Dans les cas d'ulcérations étendues de la cornée avec perforation, on observe un staphylôme complet de l'iris, avec destruction absolue ou presque absolue de la cornée et de la chambre antérieure.

S'il n'y a pas eu perforation et qu'un travail réparateur ait comblé la perte de substance, les conséquences sont loin d'être les mêmes : dans les deux cas, les inconvénients de la cicatrice de la cornée sont en rapport avec son étendue et son siége. Lorsque l'ulcération était petite et placée sur la circonférence de la cornée, la taie qui reste après la guérison causera bien moins de gêne que celle qui siégerait au centre de la cornée. Après la guérison des ulcérations embrassant une grande partie de la cornée, il se forme une cicatrice épaisse, un leucome, qui empêche les rayons lumineux de parvenir jusqu'à la rétine.

Les granulations conjonctivales chroniques amènent quelquefois le renversement des paupières et donnent lieu à l'entropion ou à l'ectropion. Lorsque les granulations ont obtenu un volume considérable, on voit assez fréquemment survenir l'ectropion ; on l'observe surtout à la paupière supérieure. Sichel explique ce fait par les considérations suivantes : « A la paupière inférieure, le cartilage tarse est moins facilement ren-
« versé, parce que la pression des granulations même volumineuses est supportée par la portion du voile qui, du tarse, s'étend jusqu'au rebord de l'orbite. A la paupière supérieure, les granulations ne sont pas soutenues : elles agissent de tout leur poids sur le tarse, qu'elles entraînent en bas, en portant surtout leur action sur le bord supérieur du cartilage et la partie voisine. Ces dernières parties, d'abord renversées en arrière, finissent par occuper le point le plus déclive, de sorte que la face conjonctivale, de postérieure qu'elle était, devient antérieure. Une fois le tarse de la paupière supérieure renversé, les fibres de l'orbiculaire, en se contractant, augmentent la déviation [1].»

[1] Annales d'oculist., tom. XXVI, pag. 170.

L'épaississement de la conjonctive qui accompagne les granulations chroniques contribue aussi à produire l'ectropion. On conçoit en effet que la muqueuse palpébrale, en se boursoufflant, renverse mécaniquement les paupières, de façon que leur face oculaire devienne externe.

Pendant le cours des granulations chroniques, on voit quelquefois la conjonctive devenir le siége de cicatrices qui, en se rétractant, , entraînent les cils du côté du globe oculaire, et renversent le bord palpébral en dedans. Le premier état constitue le trichiasis, le second l'ectropion. Dans quelques cas, le tissu inodulaire occupe une grande étendue, et son raccourcissement graduel détermine des accidents qui compromettent sérieusement l'organe de la vision. Ainsi, quand les cicatrices envahissent la muqueuse du cul-de-sac, celui-ci diminue bientôt de profondeur, et présente des plis s'irradiant vers la cornée. Ces plis se raccourcissent peu à peu et finissent par disparaître ; le cul-de-sac s'efface et la conjonctive qui tapisse le tarse se continue presque directement avec celle qui recouvre le globe de l'œil. Il ne reste que très-peu d'espace entre le tarse et le bulbe : il y a ce que M. Hammon appelle *symblépharon postérieur*. Si la rétraction du tissu de nouvelle formation va jusqu'à amener la réunion du bord libre de la paupière avec le globle oculaire, cet état a reçu le nom de *lagophthalmos* ou œil de lièvre ; il a pour caractère particulier, l'impossibilité d'abaisser la paupière supérieure privée de son étendue normale et l'exposition constante du globe de l'œil au contact de l'air.

La formation des cicatrices conjonctivales et les accidents que nous venons de signaler, sont plus d'une fois la conséquence du traitement mis en usage pour combattre les granulations. Ainsi, les cautérisations énergiques ou trop souvent répétées de la muqueuse palpébrale, sont souvent la cause de la production du tissu malade.

Les phlegmasies chroniques de la conjonctive ont une tendance très-marquée à se propager du côté des voies lacrymales; la *dacryocystite* et la *dacryorrhée* n'ont souvent pas d'autre origine. L'ophthalmie granuleuse est d'autant plus redoutable à ce point de vue, qu'elle devient fréquemment une des causes les plus actives de ces rétrécissements invincibles contre lesquels échouent plus d'une fois les efforts de la thérapeutique.

Enfin, comme dernière complication, nous signalerons l'*amblyopie congestive*. Les granulations chroniques sont de véritables corps étrangers qui, par leur présence, entretiennent vers l'œil un afflux sanguin anormal. La circulation de cet organe devient plus riche d'abord sur les parties extérieures, les paupières et la conjonctive; mais bientôt l'hyperémie se propage aux parties profondes, et la vue se trouble graduellement. Quand cet accident se produit, il est très-important, au point de vue pratique, de remonter à sa cause : le médecin ne peut, en effet, espérer une guérison solide et durable, s'il ne dirige son attention sur la cause du mal et s'il ne cherche d'abord à la faire disparaître. Les moyens dirigés contre la congestion oculaire peuvent bien amener du soulagement, mais l'amélioration de la vue n'est que passagère ; on peut s'attendre au retour de l'*amblyopie* et à son aggravation tant que les granulations existent.

II. Étiologie.

Les causes des granulations conjonctivales peuvent être divisées en deux groupes bien distincts; elles sont, d'après leur mode d'action, ou *prédisposantes*, ou *provocatrices*.

1° *Causes prédisposantes*. — Les causes prédisposantes sont celles qui placent le sujet dans des conditions qui assurent l'efficacité des causes plus actives, que nous avons appelées provocatrices.

L'âge est la première cause prédisposante. Les granulations conjonctivales s'observent principalement chez les jeunes sujets de l'un ou de l'autre sexe, chez les adultes et rarement chez les vieillards. Toutefois les granulations chroniques sont peu communes dans les premières années de la vie, on ne les rencontre presque jamais avant l'âge de 7 à 8 ans. Les granulations aiguës, au contraire, affectent les sujets âgés à peine de 1 an.

On a prétendu que les sujets entachés du vice scrofuleux ou tuberculeux, les individus de constitution affaiblie, ou de tempérament lymphatique prononcé, étaient particulièrement prédisposés aux granulations. Cette opinion, soutenue surtout par M. Artl, est vraie dans un certain nombre de cas, mais il ne faudrait pas lui donner une valeur trop absolue. On trouve quelquefois, en effet, des granulations chez certains sujets qui n'offrent aucune des conditions prédisposantes dont nous parlons, et qui ne doivent leur maladie qu'aux circonstances fâcheuses dans lesquelles ils se sont trouvés accidentellement placés.

Quant aux professions, on peut dire que les individus que leurs occupations ou leur genre de vie exposent aux variations brusques de l'atmosphère et à l'intempérie des saisons, sont plus souvent atteints que ceux qui peuvent se garantir des influences extérieures. Pour M. Desmarres, la cause la plus ordinaire des conjonctivites granuleuses est fournie par les variations brusques de l'atmosphère que l'on observe surtout au printemps et à l'automne, lorsque des nuits froides succèdent à de chaudes journées; les personnes, ajoute-t-il, qui couchent dans des chambres dont les fenêtres restent ouvertes pendant la nuit, y sont le plus disposées, surtout si pendant la journée elles ont l'habitude d'habits chauds et épais, et qu'elles soient très-impressionnables au froid.

Les états congestifs de l'œil et des parties ambiantes favorisent la production de l'ophthalmie granuleuse. C'est à ce titre seulement que l'usage de cols trop serrés, la pression trop forte de la tête par un schako, etc., doivent être pris en considération. On doit encore ranger au nombre des causes prédisposantes l'exposition à un soleil ardent, les marches prolongées ou les exercices exécutés pendant la grande chaleur de l'été.

L'existence d'ophthalmies antérieures est encore une cause prédisposante dont il faut tenir compte : on sait en effet que rien n'entretient mieux la prédisposition aux affections de la conjonctive qu'une maladie de même nature ou de nature analogue, qui a existé antérieurement, lors même qu'elle aurait été complètement guérie.

Les sujets placés dans les conditions que nous venons de signaler rapidement, sont les plus aptes à subir l'influence des causes provocatrices, qui sont les véritables causes de la conjonctivite granuleuse.

2° *Causes provocatrices.* — Les causes provocatrices sont : l'encombrement, la contagion et l'épidémicité.

Tous les auteurs sont d'accord sur le rôle étiologique de l'encombrement et des mauvaises conditions hygiéniques. L'agglomération d'un grand nombre d'individus dans un espace restreint, surtout lorsque ces individus sont rassemblés dans des lieux humides et malsains dont il est difficile de renouveler suffisamment l'air, la mauvaise hygiène, sont des causes incontestables. Presque toujours on observe en effet la conjonctivite granuleuse dans les établissements où ces conditions fâcheuses se trouvent réunies : les casernes, les prisons, les asiles, les orphelinats, etc. On l'observe encore dans certains ménages d'ouvriers ou d'indigents chargés d'une nombreuse famille et obligés d'habiter une chambre commune, dans laquelle se pratiquent tous les soins domestiques.

Les granulations conjonctivales sont contagieuses; c'est là un fait sur lequel tout le monde est d'accord. Mais comment a lieu la transmission de cette maladie d'un individu affecté à un individu sain? On trouve dans les auteurs de nombreuses dissidences à ce sujet. La contagion directe, c'est-à-dire celle qui résulte de l'application sur un individu sain des produits sécrétés par une conjonctive granuleuse, est démontrée par une foule de faits et ne saurait être mise en doute. On a vu des sujets contracter cette maladie après avoir reçu dans l'œil une certaine quantité de matières puro-muqueuses pendant qu'ils pratiquaient des injections dans les yeux des malades. La maladie s'est déclarée souvent chez des individus qui se sont trouvés accidentellement en rapport avec des granuleux, et qui ont fait usage des linges ou autres objets ayant servi à ces derniers.

M. Decondé rapporte le fait suivant, qui est un exemple de ce dernier mode de contagion. Un soldat est renvoyé chez ses parents pour perte de l'œil gauche et ophthalmie de l'œil droit. On avait recommandé les plus grandes précautions pour éviter le contact direct ou par l'intermédiaire d'objets usuels entre l'ophthalmique et les individus sains. Malgré toutes ces précautions, tous les membres de la famille contractent l'ophthalmie, le chat même de la maison est aussi affecté et perd un œil [1].

Doit-on admettre la possibilité de la transmission de la maladie par l'intermédiaire de l'air chargé du principe contagieux? Il est difficile de donner des preuves bien convaincantes de ce mode de propagation. Dans les cas où on a cru pouvoir l'admettre, on rencontre beaucoup d'autres voies de contagion assez naturelles, sans qu'il soit nécessaire d'invoquer un moyen si douteux. Dans les lieux, en effet, où se trouvent réunis beaucoup d'hommes, dans les casernes par exemple, il est bien difficile de supposer que les sujets sains n'emploient jamais des objets ayant servi à la toilette de leurs camarades atteints de granulations.

Le produit morbide que sécrète la conjonctive des granuleux, et qui sert ordinairement à la transmission

[1] Annales de la Société de médecine d'Anvers, 1837-1838.

de la maladie, contient-il un principe particulier, un virus spécifique analogue à celui de la syphilis, de la variole, etc...? L'existence du virus granuleux a été vivement soutenue par plusieurs médecins belges, notamment par M. Thiry et par M. Delvaux.

D'après M. Thiry, le virus granuleux déposé sur la conjonctive fait naître des granulations qui, à leur tour, sécrètent du pus virulent, se développent sur les autres muqueuses, telles que celles de l'urèthre, du vagin, du col de l'utérus, aussi bien que sur la conjonctive, et peuvent se transmettre de l'une à l'autre. M. Thiry fonde son opinion sur les expériences suivantes : 1° Du pus virulent provenant de granulations conjonctivales spécifiques à la période d'acuité, est introduit dans l'urèthre d'un homme. A la suite, il se développe constamment une inflammation uréthrale granuleuse, tout à fait semblable à celle de la conjonctive. 2° Un médecin consulté par un malade atteint d'une uréthrite granuleuse, purulente, suraiguë, porte à l'œil gauche ses doigts qui viennent de presser l'urèthre. Vingt-quatre heures après éclate une ophthalmie granuleuse de l'œil gauche. 3° Du pus fourni par une conjonctive granuleuse est déposé sur la partie de la muqueuse où s'ouvrent les canaux des glandes vulvo-vaginales ; il se forme sur ce point des granulations spécifiques et une exsudation purulente. Les mêmes effets se produisent si le liquide morbide est appliqué sur la muqueuse de l'urèthre ou du col utérin. 4° Le pus provenant d'ophthalmie catarrhale suraiguë (c'est-à-dire d'ophthalmie purulente), d'ophthalmie avec développement folliculeux et papillaire considérable, ne produit pas les mêmes effets si on le dépose dans la fosse naviculaire, dans le vagin ou sur le col. Le mucus ou le muco-pus des conjonctivites folliculeuses ou des blennorrhagies simples chroniques, placé sur une muqueuse quelconque, même sur la conjonctive, n'amène aucun symptôme inflammatoire, à moins que l'on n'ait employé une trop grande quantité de la matière de l'écoulement [1].

M. Delvaux, élève de M. Thiry, a publié en 1854 [2] un travail dans lequel il défend les idées de son maître. Il trace l'histoire complète des manifestations du virus granuleux suivant le lieu où il est appliqué, et il cherche à étayer sur des faits cliniques la théorie qu'il embrasse.

Malgré tous ces travaux, l'existence du virus granuleux est loin d'être démontrée. M. Spérino s'est appliqué à établir que la théorie de M. Thiry est en désaccord avec les faits cliniques : tout virus produit

[1] Des granulations; Recherches nouvelles sur ces altérations. Bruxelles, 1853. (Congrès ophthalmologique de Bruxelles, pag. 318.)

[2] Recherches sur les granulations. (Journal de médec., de chirurg. et de pharm. de Bruxelles, 1859, tom. XVIII, pag. 103 et 212.)

en effet, indépendamment de l'action locale, une action générale qu'on ne remarque pas dans l'ophthalmie granuleuse ; les sujets atteints de granulations sans sécrétion purulente ne transmettent la maladie que si une cause quelconque ramène l'ophthalmie à l'état aigu, c'est-à-dire purulent ; beaucoup de femmes atteintes de granulations du col utérin ne communiquent jamais de blennorrhagie à leur mari. — A ces objections on peut ajouter les suivantes, qui ne sont pas sans importance : le propre des virus est de donner lieu à des maladies tout à fait semblables à celles dont ils sont le produit ; les affections virulentes sont le produit d'une cause toujours la même ; l'ophthalmie granuleuse ferait donc exception à cette règle.

En portant sur une conjonctive saine la sécrétion muco-purulente d'un malade atteint de granulations aiguës, il peut survenir une simple conjonctivite purulente, une diphthérite de la conjonctive ou un développement des granulations aiguës. Réciproquement, la sécrétion d'une ophthalmie purulente peut donner lieu à l'apparition de granulations. Il résulte des expériences de M. Decondé que des granulations se produisent lorsqu'on inocule la matière purulente provenant d'une ophthalmie passée à l'état chronique.

M. Desmarres insiste particulièrement sur ce point de l'étiologie des granulations. « Elles ont, dit-il, cette singulière propriété de ne pas reproduire toujours exactement la forme de l'inflammation qui leur a donné naissance sur l'individu contaminé le premier, contrairement à ce que l'on observe journellement pour l'inoculation de la variole et de la syphilis. Ainsi, une personne est atteinte d'une conjonctivite catarrhale, des granulations se développent sur ses paupières, et après un temps court ou long, sans que son affection prenne de caractère particulier, elle communique à d'autres personnes vivant dans la même maison, ou l'ophthalmie purulente, ou une simple ophthalmie catarrhale de moindre intensité que celle dont elle a été atteinte elle-même, ou de simples granulations [1]. »

La conjonctivite granuleuse aiguë revêt quelquefois le caractère épidémique. D'après les relevés donnés par les auteurs, on l'observe surtout dans les saisons où règnent la chaleur et l'humidité ; elle est, au contraire, rare pendant les saisons où l'air atmosphérique est froid et sec, comme en hiver, par exemple.

Enfin, il est une dernière cause sur laquelle M. Wecker a appelé l'attention des ophthalmologistes : c'est l'emploi de l'atropine en instillations. « Il n'est pas rare, dit cet auteur, de voir qu'après qu'on s'est servi de l'atropine pour un cas d'iritis, par exemple, pendant quelques semaines, l'œil la supporte très-mal. Si l'on n'est pas assez prudent pour discontinuer l'atropine, en la remplaçant par un autre médicament, on

[1] Traité des maladies des yeux, tom. II, pag. 133.

s'expose à voir survenir le développement de granulations. Ces granulations, de même que celles qui surviennent à la suite d'affections chroniques de la cornée, n'offrent pas la persistance des autres et disparaissent assez vite, aussitôt qu'on enlève la cause nuisible et qu'on emploie un traitement convenable[1].

III. Diagnostic.

Le diagnostic des granulations n'offrira pas de grandes difficultés si on a le soin de bien examiner la conjonctive après avoir renversé les paupières, et surtout si on n'oublie pas les caractères qui distinguent les granulations véritables de l'hypertrophie des papilles et de ce que les auteurs ont décrit sous le nom de granulations vésiculeuses.

Les granulations aiguës ne sauraient être confondues avec la conjonctivite catarrhale et les différentes ophthalmies purulentes, malgré une certaine analogie qu'elles présentent dans plusieurs de leurs phénomènes. En effet, comme le dit M. Nélaton, la conjonctivite granuleuse peut débuter avec les mêmes caractères que la conjonctivite simple ; elle peut même parcourir ses différentes périodes sans modifications sensibles, et cependant elle diffère de la première par l'existence de granulations qui lui impriment un cachet tout particu-

[1] Ouvrage cité, tom. I, pag. 112.

lier. Entre la conjonctivite catarrhale et la conjonctivite granuleuse, il n'y a pas seulement une différence dans le degré du travail inflammatoire, car on voit des conjonctivites catarrhales très-aiguës sans granulations, tandis que l'on rencontre des conjonctivites granuleuses accompagnées seulement d'une injection fort légère de la conjonctive : il y a donc une différence de nature; celle-ci existe du reste également entre la conjonctivite granuleuse et la conjonctivite purulente, et la meilleure preuve qu'on puisse donner à cet égard, c'est que l'ophthalmie blennorrhagique, qui est assurément la forme aiguë des conjonctivites purulentes, est souvent exempte de granulations [1]. La présence des granulations est donc le caractère distinctif de la maladie que nous étudions, et ce caractère suffit pour la distinguer des autres ophthalmies ayant avec elle plusieurs points de ressemblance sous le rapport des autres symptômes.

On ne confondra pas non plus la conjonctivite granuleuse chronique avec la blépharite ciliaire : l'absence de squammes, d'ulcérations des bords libres des paupières, de coloration et d'épaississement du bord ciliaire, de déviation des cils, l'état de congestion de la conjonctive bulbaire, et enfin la présence des granulations, sont autant de phénomènes qui ne permettent pas un instant de doute.

Les polypes de la conjonctive, désignés par certains

[1] Éléments de pathol. chirurgic., tom. III.

auteurs sous le nom de *granulations pédiculées*, se distinguent aussi facilement des granulations conjonctivales. Ces tumeurs, ordinairement peu nombreuses si on les compare sous ce rapport aux véritables granulations, sont d'une couleur pâle, rosée, rarement d'un rouge foncé; elles sont mamelonnées et ressemblent beaucoup à un amas de végétations. Elles adhèrent par un pédicule étroit qui s'implante rarement dans les tissus profonds de la paupière, mais qui reste attaché au tissu sous-conjonctival. Le siége ordinaire des polypes est en dehors de la conjonctive bulbaire et se trouve généralement dans le repli supérieur ou inférieur de cette membrane. On les trouve le plus souvent sous la paupière supérieure, à l'endroit où la muqueuse se replie sur la sclérotique. Examinés au microscope, les polypes offrent de la ressemblance avec les papilles hypertrophiées; on y découvre une masse de fibres de tissu cellulaire formant un lacis à mailles larges, beaucoup de fibres-cellules entremêlées de nucléoles; au-dessus existe une couche épaisse de cellules épithéliales dont les plus internes présentent encore leur forme polygonale. Les polypes causent généralement peu de gêne au malade, à moins qu'ils n'aient acquis un grand développement, car ils peuvent alors empêcher les mouvements des paupières ou cacher la pupille.

IV. Pronostic.

Le pronostic est toujours sérieux et ne doit être porté qu'avec la plus grande réserve. Sa gravité est généralement en rapport avec le caractère aigu ou chronique de la maladie, avec le nombre et l'étendue des granulations. L'état de la conjonctive, son altération, l'existence des complications, doivent être pris en considération. Il en est de même de l'âge du sujet, de sa constitution, de l'état de ses forces, des conditions hygiéniques dans lesquelles il se trouve placé.

Les granulations aiguës ne sont pas généralement très-graves, surtout si la maladie a été reconnue dès son début, et si elle a été convenablement traitée. Cependant, lorsque la conjonctive prend un caractère de purulence très-marqué, le danger est plus grand, et l'on voit trop souvent survenir des accidents sérieux, qui peuvent aller jusqu'à la destruction de l'œil, malgré les traitements les plus rationnels et les plus énergiques.

Dans les cas de granulations chroniques, le pronostic doit être porté avec la plus grande réserve. La ténacité de cette affection est un fait reconnu de tous les ophthalmologistes; les accidents qu'elle peut entraîner à sa suite sont nombreux, et la guérison, quand elle est possible, exige de la part du médecin les plus grands soins et la plus grande persévérance. Le pronostic sera toutefois subordonné à la masse et à l'étendue des granulations; il dépendra aussi de l'époque à laquelle le malade aura été mis en traitement. Ainsi, lorsque la production de granulations sera peu abondante et que le traitement sera commencé peu de temps après le début de la maladie, on aura plus de chances de guérison que lorsque la production morbide sera très-abondante et que le travail pathologique aura eu le temps d'altérer les couches profondes de la conjonctive.

La présence de granulations chroniques sur la paupière est presque toujours un fait grave, car, dans la majorité des cas, on éprouve de grandes difficultés à les faire disparaître. Sous l'influence de la plus légère irritation, le malade est en outre exposé à voir reparaître les phénomènes de l'état aigu, et son ophthalmie peut prendre alors un caractère de gravité fort inquiétant. Il n'est pas rare d'observer des sujets atteints de granulations chroniques, dont les paupières sont à peine collées le matin pendant un temps plus ou moins long; ces individus vivent dans leur famille, éprouvant à peine quelques souffrances, lorsque, tout à coup, sous l'influence d'une irritation légère des granulations, la conjonctive devient le siége d'une sécrétion un peu plus abondante, et l'on voit bientôt un membre de la famille atteint d'ophthalmie purulente suraiguë, et avec lui, successivement ou simultanément, tous ceux qui vivent sous le même toit.

Nous avons vu que lorsque les granulations persistent longtemps, il peut survenir des complications qui compromettent l'organe de la vision ou gênent beaucoup cette fonction. La muqueuse des paupières éprouve dans sa texture des modifications notables; la cornée s'altère plus ou moins, d'où il résulte une vascularisation exagérée avec des infiltrations plastiques intercellulaires, ou bien elle s'ulcère et se perfore, ce qui amène la formation d'un staphylôme.

V. Traitement.

Nous diviserons le traitement des granulations conjonctivales en traitement prophylactique et en traitement curatif.

Ce que nous avons dit de la gravité de la conjonctivite granuleuse et de sa ténacité dans quelques cas, malgré les moyens les plus énergiques et les plus convenables, montre assez combien il est important de chercher à prévenir le développement de cette maladie, en écartant autant que possible les causes qui lui donnent ordinairement naissance.

Traitement prophylactique. — Les indications à remplir pour atteindre ce but pouvent se résumer en peu de mots : faire disparaître l'encombrement, ou chercher au moins à annihiler ses fâcheuses conséquences, en ayant recours à une ventilation convenable ; éviter les transitions brusques de température ; écarter tous les agents capables d'irriter la muqueuse oculaire ; prévenir les effets de la contagion : on devra pour cela, lorsque la conjonctivite granuleuse régnera dans un établissement (caserne, hôpital, asile, prison, etc.), isoler avec soin les malades des personnes saines, empêcher que ces dernières se lavent avec les mêmes eaux ou se servent des objets pouvant transmettre le principe contagieux. On soumettra à un examen minutieux les individus admis dans un de ces établissements publics, et si l'on découvre chez eux des granulations, on devra les placer dans des salles particulières et leur interdire toute communication avec les autres personnes. Lorsqu'un établissement aura été habité par des granuleux, on ne devra y admettre de nouveaux malades qu'après que les salles auront été badigeonnées et que les objets dont on s'était servi antérieurement auront été soumis à la désinfection par le lavage et les fumigations chlorurées.

Traitement curatif. — En parcourant les divers auteurs qui ont étudié les granulations conjonctivales, on voit que tous ont préconisé une foule de moyens locaux qui ont pour but de faire disparaître le produit pathologique.

Les uns cherchent à faire disparaître promptement les granulations en les détruisant ; les autres cherchent à modifier la vitalité de la conjonctive, pour la mettre en état d'opérer elle-même la résolution. Les premiers agissent promptement et laissent après eux des pertes de substance dont la réparation par du tissu cicatriciel n'est pas sans inconvénients. Les seconds, au contraire, ont une action plus lente et n'exposent pas aux mêmes conséquences. Nous allons dire quelques mots de ces différents moyens, dont nous apprécierons la valeur; nous ferons aussi, en terminant, l'exposé du traitement qui convient le mieux dans les cas de granulations aiguës ou de granulations chroniques.

Le traitement chirurgical, ou par excision, qui consiste à couper les granulations à la surface de la conjonctive au moyen de ciseaux courbes sur le plat, compte aujourd'hui peu de partisans. Il peut cependant convenir dans quelques cas où les granulations pédiculées et très-exubérantes ont résisté aux autres moyens de traitement. Quand on pratique l'excision, il est de la plus haute importance de ne pas aller au-delà de la couche morbide ; car, si la muqueuse est intéressée, il se formera du tissu cicatriciel qui, en se rétractant, agira sur la muqueuse et produira l'entropion ; de plus, si les cicatrices sont nombreuses ou étendues, elles entretiendront une irritation permanente de la cornée, en frottant continuellement sur elle.

Les mêmes accidents sont à redouter lorsqu'on cherche à détruire les granulations avec les caustiques forts, tels que le nitrate d'argent pur, le nitrate acide de mercure, l'acide nitrique, l'acide chromique, etc. Frappés des inconvénients qu'ont les caustiques dans le traitement des granulations, les médecins se sont efforcés de les remplacer par des substances dont l'application n'exerce pas une action destructive sur la muqueuse oculaire.

Un médecin belge, M. Buys[1], a beaucoup vanté l'acétate de plomb en poudre appliqué sur la conjonctive. Ce sel doit être bien pur et parfaitement porphyrisé ; on le prend avec un pinceau de blaireau très-légèrement humecté, afin que la poudre médicamenteuse puisse y adhérer. Le pinceau est alors appliqué à l'angle externe de l'œil et maintenu en place pendant quelques secondes. Le contact de cette poudre avec les orifices excréteurs de la glande lacrymale excite la sécrétion des larmes, qui imbibent le sel et le transforment en une espèce de boue que l'on étend en couche uniforme sur toute la conjonctive. On commence par la paupière inférieure, qu'il faut avoir le soin de maintenir abaissée pendant une ou deux minutes, jusqu'à ce que les larmes aient fondu le sel plombique et entraîné l'excédant. Si l'on commençait par la paupière supérieure, l'application du topique offrirait plus de difficultés : l'irritation que produit son contact sur la mu-

[1] Archives belges de médecine militaire, et Annales d'oculistique, tom. XXXII, pag. 244.

queuse provoquerait une sécrétion abondante de larmes qui baigneraient la conjonctive inférieure et enlèveraient la couche d'acétate de plomb, qui ne produirait plus son effet. Après cette application, l'orbiculaire des paupières est pris d'une contraction spasmodique d'une durée variable, les granulations s'affaissent, la conjonctive bulbaire demeure plus ou moins injectée, et la conjonctive palpébrale est recouverte d'une couche grisâtre, lisse et polie, formée par la pâte d'acétate de plomb. La sensation de corps étranger que les malades ressentaient derrière les paupières disparaît ; bientôt il n'y a plus de sécrétion muco-purulente, et la photophobie diminue. M. Buys et ses partisans pensent en outre que les granulés peuvent rentrer dans la vie commune dès que leurs conjonctives sont recouvertes d'une couche suffisante, toute contagion étant devenue impossible. On est averti de la nécessité d'une nouvelle application, lorsque le malade éprouve de nouveau la sensation de grains de sable derrière les paupières.

Tous les médecins qui ont recouru au traitement proposé par M. Buys ne partagent pas l'enthousiasme de ce dernier. On a reconnu, après de nombreux essais, que l'acétate de plomb offre des avantages médiocres, et qu'il présente même des inconvénients sérieux. Ainsi, il est reconnu que c'est un moyen infidèle et dangereux, qu'il n'a pas l'action rapide qu'on lui a attribuée, et qu'il exerce même sur la conjonctive une action destructive lente dont il faut tenir compte. A la suite de l'application du sel de plomb, il survient quelquefois une douleur très-vive, une phlegmasie intense de la conjonctive, et il reste souvent des incrustations indélébiles de la conjonctive et de la cornée. Au moment de son application, l'acétate de plomb adhère fortement à la muqueuse, et exerce sur la cornée un frottement nuisible. De plus, ce topique ne guérit pas mieux que ceux auxquels on a voulu le substituer, il n'empêche pas la formation de nouvelles granulations, et ne met pas à l'abri des rechutes auxquelles les granulés sont exposés. C'est pour ces diverses raisons que l'acétate de plomb, dont on avait exagéré les propriétés curatives, est à peu près complètement abandonné aujourd'hui.

M. Hairion (de Louvain) a préconisé les applications de tannin[1] dans les ophthalmies purulentes, les kératites avec ou sans photophobie et les granulations conjonctivales. Il se sert du mucilage suivant : tannin pur 5 grammes, eau distillée 20 grammes ; faites dissoudre et ajoutez gomme arabique 10 grammes. L'application de ce mélange est des plus faciles : après avoir abaissé la paupière inférieure, on touche la face muqueuse avec un pinceau mou, bien imbibé. Le malade tient un instant les paupières rapprochées, et

[1] Mémoire sur les effets physiologiques et thérapeutiques du tannin. Bruxelles, 1851, in-8°.

exerce avec l'extrémité du doigt quelques frictions sur la paupière supérieure, de manière à étendre le mucilage sur toute la surface de la muqueuse oculo-palpébrale. L'application du tannin, d'après la formule de M. Hairion, n'est pas douloureuse et n'est jamais suivie d'accidents locaux sérieux. Elle produit instantanément la coagulation des matières muco-purulentes qui se trouvent sur la conjonctive; elle produit en même temps une amélioration notable dans les symptômes inflammatoires et dans l'état de la sensibilité locale. Le seul reproche qu'on puisse adresser aux applications de mucilage tannique, c'est d'être plus d'une fois insuffisantes; quoiqu'on les répète fréquemment, il est nécessaire, pour compléter la guérison, d'avoir recours aux cautérisations légères avec le sulfate de cuivre, ou mieux avec une solution peu concentrée de nitrate d'argent.

Le sulfate de cuivre ou le nitrate d'argent employés d'une façon convenable, sont des agents dont tout le monde reconnait l'efficacité. Mais ce n'est pas à titre de caustiques et dans le but de détruire les granulations qu'on les prescrit, c'est seulement comme astringents ou plutôt comme modificateurs de la conjonctive. Le sulfate de cuivre, malgré son utilité incontestable, doit être classé après le nitrate d'argent, puisqu'il échoue dans plusieurs cas où ce dernier guérit.

Le nitrate d'argent pur ou en solution concentrée ne convient jamais, parce qu'il détruit la muqueuse au lieu de modifier la vitalité de son tissu. Elle produit aussi des escarres au-dessous desquelles s'organise bientôt; à la place des granulations, un tissu inodulaire dur, inégal, dont la présence entraine des inconvénients sérieux. On doit donc diminuer son énergie en l'associant à des substances moins irritantes, ou en le faisant dissoudre dans une certaine quantité d'eau distillée.

M. Desmarres se sert de crayons composés de nitrate de potasse et de moitié, d'un quart ou d'un huitième de nitrate d'argent. Le nitrate d'argent en solution, à la dose de 50 centigr. et au-dessous pour 30 gram. d'eau distillée, est plus généralement employé et d'une application beaucoup plus facile. Nous avons eu l'occasion de constater les bons effets de cette solution, et nous avons pu voir que son action irritante est presque nulle, tandis que la résorption des granulations est plus rapide si on a le soin de recourir aux douches froides et à l'application de compresses imbibées d'eau à une basse température. Il est bon de ne pas renouveler trop souvent l'application de la solution médicamenteuse; on doit attendre, avant d'y revenir, que l'irritation produite par une première cautérisation ait complètement disparu, afin de ne pas trop surexciter la muqueuse oculaire.

Voici quelques observations qui viennent à l'appui de ce que nous avons avancé.

PREMIÈRE OBSERVATION.

Louis M...., âgé de 35 ans, d'un tempérament lymphatico-sanguin, a été admis, au mois de juillet 1865, à l'asile public d'aliénés de Toulouse comme atteint de dipsomanie.

Outre sa maladie mentale, on a pu constater dès l'abord une affection de la conjonctive oculaire. Les renseignements donnés par la famille firent savoir que ce malade avait été pendant longtemps colon en Algérie, et qu'il y avait contracté une première ophthalmie qui avait duré quinze mois environ. Au bout d'un an il fut atteint d'une nouvelle ophthalmie; il revint en France, où il consulta plusieurs médecins et suivit divers traitements, mais sans succès.

Ces antécédents firent soupçonner l'existence de granulations conjonctivales. Voici en effet ce qui fut constaté après un examen attentif:

Le malade y voit à peine pour se conduire, et il est obligé de porter des lunettes en verre fumé et garnies sur les côtés. En examinant ses deux yeux à la loupe, on constate la présence de granulations sur la paupière inférieure et surtout sur la paupière supérieure. La cornée est dépolie et sillonnée de vaisseaux; la photophobie est intense. On constate aussi que le malade porte un séton à la nuque et qu'on lui a fait une application de sangsues sur les tempes.

On commence par instiller dans les deux yeux quelques gouttes d'une solution de sulfate d'atropine ; on applique ensuite sur les deux paupières des compresses imbibées d'eau froide qu'on a le soin de renouveler de temps en temps.

25 juillet. On touche la conjonctive avec une solution composée de nitrate d'argent 5 centigram. et d'eau distillée 10 gram. Immédiatement après cette cautérisation, on a recours aux douches oculaires qui, à défaut d'appareil spécial, sont administrées à l'aide d'un de ces ustensiles coniques dont se servent les ménagères pour arroser les appartements. L'orifice inférieur est convenablement rétréci, soit par du papier, soit par une tige de paille, etc. Le jet est dirigé sur les paupières renversées et sur la cornée.

3 août. Les douches d'eau froides sont répétées tous les jours ; la photophobie diminue, mais la rougeur de la conjonctive est toujours dans le même état. Une nouvelle cautérisation est faite, le séton est maintenu.

8. Mieux sensible, il n'y a presque plus de photophobie.

Un peu plus d'un mois de traitement suffit pour amener la guérison de l'œil gauche. Quinze jours plus tard, l'œil droit s'amenda à son tour, et le malade, se croyant guéri, demanda qu'on lui laissât reprendre son travail, ce qui lui fut accordé, en ayant le soin de lui faire conserver ses lunettes.

OBSERVATION II.

Jeanne R..., âgée de 53 ans, d'un tempérament lymphatique, atteinte de lypémanie, a été admise à l'asile public d'aliénés de Toulouse, au mois de septembre 1865.

En consultant les antécédents de cette femme, nous avons appris qu'elle a eu, il y a quelques années, une ophthalmie purulente qui a laissé sur la cornée des opacités plus ou moins considérables, et sur les conjonctives palpébrales des granulations qui entretiennent une suppuration continuelle.

Voici l'état dans lequel se trouvait l'appareil de la vision : les paupières, rouges, tuméfiées, sont fermées par suite d'une photophobie très-intense ; la paupière supérieure présente çà et là de nombreuses granulations.

En certains points le tarse, notablement épaissi, se trouve à nu par suite de l'absorption des granulations; son bord supérieur est irrégulier. La paupière inférieure présente aussi quelques granulations.

Pendant les premiers jours, à cause de l'indocilité de la malade, on dut se contenter de faire quelques lotions et quelques irrigations d'eau froide. Les organes de la vision furent tenus autant que possible en repos et hermétiquement fermés.

10 octobre. Aucune amélioration sensible ; les douleurs sont aussi vives, la rougeur de la conjonctive bulbaire et palpébrale n'a point diminué.

17. La malade a été agitée pendant toute la nuit, et en examinant les paupières on voit que la conjonctive palpébrale est devenue sanguinolente. On se décide alors à faire une cautérisation avec une solution composée de nitrate d'argent cristallisé 10 centigram. et d'eau distillée 20 grammes. Après la cautérisation, on administre une douche d'eau froide.

23. Les douches d'eau froide sont continuées tous les jours ; on fait une nouvelle cautérisation.

28. La congestion qui affectait le globe de l'œil et les paupières a notablement diminué, ainsi que la photophobie. La malade se montre plus docile; nouvelle cautérisation.

2 novembre. Mieux sensible ; la photophobie n'existe presque plus ; continuation du traitement.

7. A partir de ce jour; on se contente de continuer les douches d'eau froide. Les paupières sont revenues dans leur état normal ; la photophobie n'existe plus ; les ulcérations sont cicatrisées, les granulations ont disparu. Les cartilages tarses eux-mêmes ont repris un peu de leur souplesse ; mais ils sont restés encore un peu épaissis.

OBSERVATION III.

Eugène D... , âgé de 15 ans, d'un tempérament lymphatique, atteint d'épilepsie , a été admis à l'asile public d'aliénés de Toulouse, vers la fin du mois de janvier 1866.

D'après les renseignements qu'on a pu obtenir de ce jeune malade, qui est orphelin, il a eu pendant son enfance une maladie des yeux que l'on suppose avoir été une ophthalmie catarrhale. Ce malade offre de plus tous les symptômes d'une diathèse scrofuleuse.

Quelques jours après son entrée à l'asile, une nouvelle ophthalmie se développe ; le suintement est assez considérable ; on peut même constater bientôt, à l'aide de la loupe, la présence de granulations qui occupent les deux paupières, la paupière supérieure surtout. Ces granulations se présentent sous une forme mamelonnée. On constate à la pression un suintement séro-purulent; il y a de la photophobie et de la raideur dans le mouvement des paupières. Traitement : cautérisations avec la solution de nitrate d'argent, douches d'eau froide.

10 février. Continuation du traitement local; à l'intérieur, on administre l'huile de foie de morue, les pilules de fer et une nourriture fortifiante.

12. Il y a moins de photophobie.

17. La muqueuse pâlit et les granulations tendent à s'affaisser. L'écoulement a diminué, car le matin les paupières n'étaient pas collées, et l'angle interne de l'œil ne présentait presque pas de sécrétion.

21. La muqueuse est toujours pâle, les granulations encore évidentes, d'un aspect blanchâtre et peu élevées.

Nous n'avons pas pu malheureusement suivre le malade jusqu'à sa guérison, car c'est à ce moment-là que nous avons quitté l'asile. Nous croyons pourtant que cette ophthalmie était peu grave et qu'elle a dû passer à une franche résolution. L'emploi des toniques à l'intérieur, joint au traitement local, ne peut pas avoir manqué de produire un bon résultat.

Quoique nous considérions le collyre au nitrate d'argent et les douches d'eau froide comme le meilleur moyen d'obtenir la résolution des granulations conjonctivales, nous sommes loin de prétendre qu'il soit nécessaire d'y avoir recours indistinctement dans tous les cas. Il faut, en effet, tenir compte de certaines circonstances qui constituent des indications ou des contre indications à l'emploi de ce mode de traitement. Ainsi, dans le cas de granulations aiguës, lorsque l'inflammation de la conjonctive n'est pas trop intense, il faut savoir la respecter, car elle devient une condition favorable à la résorption des granulations. On peut se contenter alors de placer le malade dans une chambre bien aérée et peu éclairée, on peut appliquer sur ses yeux des compresses d'eau froide pour calmer ses douleurs. Lorsque les phénomènes inflammatoires sont très-intenses, il est utile de les modérer en opérant une révulsion sur la muqueuse intestinale ou en prescrivant des émissions sanguines (saignée générale, sangsues). Si l'état purulent de la conjonctive est très-prononcé, si le boursoufflement est très-considérable, l'application du collyre au nitrate d'argent et des douches d'eau froide deviennent alors d'un grand secours. Le même moyen est utile dans les cas où l'inflammation est peu intense et ne paraît pas suffisante pour que le travail de résolution s'opère. Dans ces divers cas, la dose du sel d'argent et le nombre de ses applications doivent toujours dépendre de l'effet que l'on veut obtenir.

Le traitement que nous étudions peut être presque toujours employé contre les granulations chroniques, soit qu'on veuille faire naître une inflammation assez prononcée pour donner lieu à la résorption du tissu morbide, soit qu'on veuille combattre la conjonctivite purulente, qui souvent s'associe à cet état.

En étudiant les causes des granulations conjonctivales, nous avons vu le rôle que jouent les mauvaises conditions hygiéniques; il importe de ne pas le perdre de vue au moment du traitement. On cherchera donc à procurer au malade un air pur, une bonne nourriture, et on l'entourera de tous les soins de propreté désirables. On lui conseillera aussi l'exercice et la promenade autant que pourront le permettre l'état de ses yeux et les conditions atmosphériques. Toutes ces précautions sont d'utiles auxiliaires et amènent souvent la réussite des moyens locaux.

Enfin, dans quelques cas où, malgré le traitement le plus rationnel, les granulations persistent et s'aggravent, on a pu observer que le déplacement du malade et le changement de climat exerçaient une influence heureuse sur l'état physiolgique de la conjonctive, qui était promptement modifiée par des agents restés jusqu'alors sans aucun effet.

Pour ce qui est des complications qui surviennent du côté de la conjonctive, des paupières, de la cornée, etc., il ne faut pas espérer en obtenir la guérison tant que les granulations existent. Quand celles-ci ont disparu, on voit souvent les lésions consécutives se modifier et tendre à disparaître. Cette terminaison heureuse ne s'observe pas lorsque les tissus ont été altérés dans leur texture : on doit alors recourir au traitement que réclame chacune de ces complications.

FIN.

www.ingramcontent.com/pod-product-compliance
Lightning Source LLC
LaVergne TN
LVHW050429160826
845677LV00002BA/610

9782329685137